LE

Dr CRÈVE-LA-VUE

OU

L'OCULISTE BLASPHÉMATEUR

Ouvrage satirique et humoristique de l'École naturaliste

Par H. REIGNIER

PRIX : **1** FR. **50**

MONTDIDIER

IMPRIMERIE ADMINISTRATIVE A. RADENEZ

1882

LE Dr CRÈVE-LA-VUE

OU

L'OCULISTE BLASPHÈMATEUR

LE

Dr CRÈVE-LA-VUE

OU

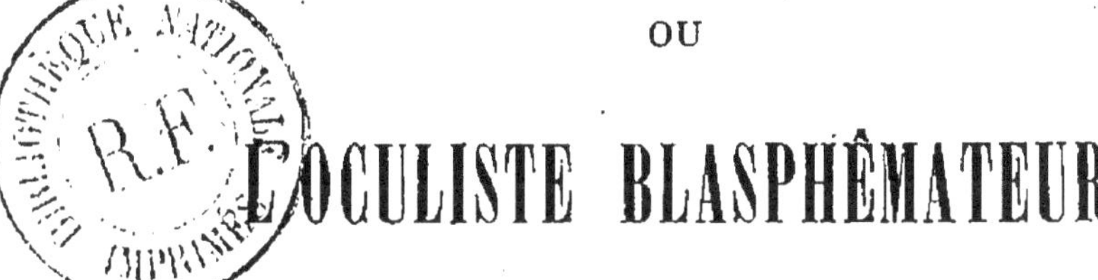

L'OCULISTE BLASPHÊMATEUR

Ouvrage satirique et humoristique de l'École naturaliste

Par H. REIGNIER

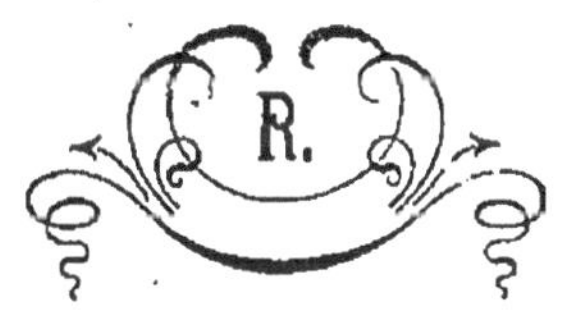

MONTDIDIER

IMPRIMERIE ADMINISTRATIVE A. RADENEZ

1882

LE Dr CRÈVE-LA-VUE[1]

I

Il n'y a pas longtemps de cela, un jeune Docteur, sortant frais émoulu de l'école, arrivait en province, pour y exercer la profession de médecin.

Contrairement à ce que l'on pourrait penser, celui-ci n'était point un personnage vulgaire.

(1) Tous droits réservés.

Du reste, fort élégant et toujours soigneusement ganté, portant avec grâce le chapeau haute-forme luisant, l'œil vif et cendré, légèrement dissimulé dans le cadre maigre et effilé d'une barbe blonde *taillée à la Vésale*, sa figure en imposait beaucoup à première vue, et déjà, certain public adulateur ne tarissait pas en éloges sur son compte.

C'était, disait-on, le *premier oculiste* de la province. Du moins, telle était la faveur populaire qui élevait sur le pavois ce petit descendant d'Hippocrate, au moment où nous écrivons cette histoire.

. . . .

Un matin, à son début, le Dr Crève-la-vue attendait que les clients vinssent le trouver.

Il était là, dans son cabinet, les deux pieds sur ses chenets, le front dans la main, la tête enfoncée dans une toque en peau de zèbre, (*sans doute pour mieux honorer ses ancêtres*), pensif, absorbé, rêvant peut-être de quelque alcaloïde nouveau, abîmé dans la science.

Quand tout-à-coup on frappe à la porte.

— Entrez ! fit-il.

Un vieillard accompagné de sa femme se présentent.

— Bonjour, mes bons amis... tenez, prenez ces sièges.

Et le paysan et sa compagne de s'enfoncer jusqu'on ne sait où dans l'élastique d'un fauteuil plus ou moins Louis XV.

— Qui êtes-vous ?

D'où êtes-vous ?

Double question amenant une réponse aussitôt enregistrée par le Docteur, qui écrivit sur son calepin : (*Patouillet, à....*)

— Qu'avez-vous ?

— Monsieur, reprend le vieillard, depuis quelque temps, ma vue s'est obscurcie, je ne distingue pas les objets, j'ai comme une forte brume devant les yeux et il me faut quelqu'un pour me conduire.

— Eh bien, voyons cela.

Et, d'une main tremblante, (*car notre Docteur était probablement atteint d'une maladie de la moelle*), il renverse les paupières de son client.

Puis il ajoute :

— Y a-t-il longtemps que vous éprouvez cela ?

— Monsieur, il y a bien deux ans environ.

Et, le Docteur, se retournant :

— Jean !

— Monsieur.

— Un flambeau. — Et fermez les ouvertures.

Jean obéit, et une maigre bougie, qu'il apporta, noya ses effluves jaunes dans un fond de ténèbres, tandis qu'au premier plan, elle mettait en relief la silhouette de nos trois personnages.

— Apercevez-vous cette flamme ? dit alors le Docteur en approchant des yeux du père Patouillet la lumière de la bougie.

— J'aperçois quelque chose de rouge.

— C'est bien. — Ne bougez pas.

Et, prenant son *ophthalmoscope*, il se met à quatre pas de l'aveugle.

— Ouvrez bien les yeux.

La lumière est placée à quelques pieds de l'instrument. Ses rayons réfléchis par la courbe concave et polie du miroir métallique, viennent, concentrés en faisceau, éblouir la pupille et l'intérieur de l'œil du patient.

Par derrière le miroir, l'observateur regarde.

— Il y a éclipse totale du fond de la rétine, crie-t-il.

Vous êtes cataracté.

Mais il n'y a pas d'adhérence.... l'opération est praticable et je vous la conseille au plus tôt.

Il s'offre alors comme opérateur.

La proposition est acceptée et l'opération fixée à huitaine.

Après quoi l'on se retire.

Puis, une fois seul, le Docteur de se dire : Enfin ! voilà donc une opération !... c'est ma première.... mais je l'attendais.

Et il appelle de nouveau son domestique :

— Jean !

— Monsieur.

— Avons nous encore des lapins ?

— Oui, Monsieur.

— Il m'en faudra un chaque matin. J'ai une opération à faire, dans huit jours. — Comment va mon dernier opéré ?

— Le lapin, Monsieur ?

— Oui, le lapin.

— Il est crevé, Monsieur.

II

Sept heures venaient de sonner au réveille-matin du Docteur Crève-la-vue.

D'un bond il descend de son lit.

Se vêtir et faire sa toilette, fût l'affaire d'un instant.

Il ouvre sa croisée, regarde le ciel et respire, une seconde, l'air frais qui lui vient du dehors.

Il sonne.

Le domestique se présente.

— Attelez le cheval, pendant que je vais déjeûner.

Le Docteur Olphridius est-il arrivé?

— Non, Monsieur.

— Il ne tardera pas. — Mettez deux couverts et attelez.

A ce moment, un vigoureux coup de sonnette retentit.

C'était le docteur Olphridius.

On s'aborde :

Une poignée de main — Quelques paroles échangées — Et l'on se met à table.

Ces messieurs s'offrent quelques tranches de saucisson, hument un verre de Bordeaux, effleurent un suprême de volaille et terminent en décernant les éloges les plus flatteurs à un préparateur de pâtés truffés du Périgord.

Pardessus tout, encore un verre de Bordeaux, et enfin, pour bien conclure, un petit verre de fine champagne.

L'œil s'allume, — le verbe boite, — mais on n'hésite pas :

On monte en voiture et l'on part.

. . . .

La voiture roulait depuis quelques minutes, le cocher devant et la Faculté derrière, blottie dans le drap bourru d'une américaine du dernier genre, le cache-nez presque sur l'œil

2

et les mains dans des gants fourrés
du meilleur confortable.

Le lointain grisâtre des campagnes
sortait doucement des vapeurs légères
du matin, s'encadrant dans de grands
arbres sans feuillage et recevant la
flèche du soleil levant.

Çà et là, et comme disséminés au
hasard, les uns sommeillant au fond
des pentes, les autres grimaçant leur
blanc sourire sur le sommet des col-
lines et des coteaux, apparaissaient
des villages, des fermes, des cimetières
portant sur leur cîmier leur croix
blanche.

La matinée était fort belle, mais
elle était froide et pas un murmure

ne montait sous le miroir poli du ciel.

L'alouette même était encore engourdie.

Le tableau grandiose de la nature était brillamment éclairé.

Mais, partout l'immobilité la plus complète, presque la mort.

Seule, la voiture avançait toujours et bientôt, à la chute brusque d'un coteau, elle entra, glissant comme un rêve, sous un dôme étincelant.

Les flots cotonneux d'un brouillard, dont l'aile, chargée d'or, miroitait, attachée au sol, arrachèrent à nos voyageurs un cri d'admiration.

On eût dit des éclairs d'acier et

de saphir, se brisant à des reflets d'argent et de cuivre, et se fondant dans les replis d'une soie blanche et vaporeuse.

C'était splendide.

— Quel beau spectacle! fit alors le Docteur Crève-la-vue, qui trouva là... *matière à conversation.* — Quel beau spectacle! répéta-t-il, et quelle n'est pas cette jouissance des yeux! Faut-il qu'après avoir contemplé dans son jeune âge des merveilles aussi belles, après avoir senti ces effets de lumière, où viennent se croiser les splendeurs de mille prismes, un masque de plomb descende avec sa cécité sur le visage... de l'homme qu'effraye déjà le lointain rivage de sa naissance. — Du courage, mon cher Olphridius et nous rendrons bientôt à la vie, à ces réalités éblouissantes, le pauvre aveugle que nous allons voir.

Olphridius eût un sourire ironique.

— Probablement parce qu'il sentait la naïveté de son confrère se perdre dans tant d'emphase.

Et ce fut discrètement qu'il reprit:

— Mon cher ami, si nous nous en tenions tout simplement *au brouillard qu'il a déjà sur la vue?*

III

La route avait été un peu longue, mais enfin, malgré quelques oppositions présentées par le Docteur Olphridius, on était arrivé sans encombre.

La voiture s'arrêta au milieu d'un village, lieu de destination, devant une petite maison dont la façade, tournée au midi, regardait au loin sur la campagne.

Une vieille porte, laissant voir encore quelques traces d'une peinture verte, mais offrant, dans la plupart de ses parties, les empreintes grises de la dévastation du temps, et portant au niveau du seuil, sur lequel elle se rabattait, une large échancrure réservée au passage de certains animaux domestiques, s'encadrait, suspendue sur des ferrures rouillées, dans une façade blanchie à la chaux, entre deux fenêtres étroites et basses, remarquables par une infinité de petits vitraux à teinte verte, miroitants comme des yeux de boucs.

Le cocher descendit et frappa.

On ouvrit. — Et la Faculté fit son entrée.

Nos voyageurs, malgré le moelleux

de leurs fourrures et malgré les bons manteaux de laine dont ils étaient couverts, étaient transis de froid et tremblaient de tous leurs membres.

La mère Patouillet les reçut.

— Asseyez-vous, dit-elle, en disposant deux énormes chaises devant une grande cheminée, aux proportions seigneuriales, et au fond de laquelle pendaient, sur les côtés, immobiles et suants, deux superbes jambons noirs de poivre; tandis qu'à la partie moyenne, apparaissait, dans sa sombre immobilité, une large crémaillère aux dents noires et chassieuses.

Dans le foyer presque sans vie,

fumaient les restes de quelques bribes d'un bois mort, flanqué de deux gigantesques landiers en fer, sans style et sans histoire, témoins inconscients de cette tardive combustion, s'élevant en filet vers le ciel.

Un instant absente, la bonne femme était revenue, apportant une forte brassée de sarments qu'elle disposa sur les tisons.

Un vieux soufflet fit son office, en jetant un râle asthmatique, et bientôt la flamme brilla blonde et claire, pétillant, se déployant et répandant une chaleur douce qui ranima nos deux Docteurs.

Tout était pour le mieux et l'on s'informa du vieillard.

On s'assura de ses dispositions et l'on apprit qu'il attendait impatiemment l'arrivée de ces messieurs, et avec eux la délivrance.

Il lui tardait de revoir, comme autrefois, les membres de sa famille; sa femme, sa fille et enfin son fils; — ce dernier surtout, dont le portrait, insaisissable pour lui, se détachait suspendu à un clou, au-dessus du manteau de la cheminée; et qui, soldat dans l'infanterie de marine, avait été renvoyé en Cochinchine.

Ce cher fils, c'était lui, qui, lors de son dernier congé, avait apporté

un superbe perroquet, que l'on voyait
à deux pas de nos personnages, sur
son perchoir, dans l'embrasure de
l'une des fenêtres, criant et gesticu-
lant avec la grâce et la naïveté d'une
poissarde, faisant déjà l'admiration
de tout le voisinage, en raison du
luxuriant ramage de ses couleurs et
de la mémoire prodigieuse dont il
faisait preuve.

Cet oiseau était vraiment remar-
quable.

La fille de la maison s'était chargée
de le styler, et, indépendamment du
traditionnel *(as-tu déjeuné, Jacquot?)*
et de cent autres petites phrases de
ce genre, ayant récemment acheté,

de concert avec son mari, un petit morceau de terre tout-à-fait à leur convenance, elle lui avait appris par cœur *l'acte de vente,* reçu à ce sujet par Mᵉ Corde-en-Bois, notaire au chef-lieu de canton voisin.

Aussi, l'entendait-on souvent répéter, sur ses grosses cordes vocales, et le plus sentencieusement du monde :

— « *Pardevant Mᵉ Corde-en-Bois,* « *notaire à...... et son collègue,* « *soussignés...., ont comparu.... etc.*

« *Et rantanplan, tanplan, tanplan! »*

Ce qui faisait dire à tout le pays qu'il était fin comme un notaire et qu'il parlait comme un avocat.

Mais revenons à notre sujet.

Il n'y avait plus à hésiter un seul instant, le père Patouillet demandant au plus tôt l'opération.

On étendit immédiatement, sur une grande table carrée, au milieu de la chambre, les instruments de chirurgie dont regorgeait la trousse de l'oculiste.

Un rayon de soleil, filtrant à travers la croisée, en fit étinceler le fil, et ce fut alors pour les spectateurs un nouvel éblouissement, surtout quand, le soleil ayant un peu tourné, à cet éclat multiple de l'acier poli vint se joindre la réverbération de plusieurs chaudrons en cuivre rouge, disposés en rang sur une étagère, béante, au fond de l'appartement.

A ce coup de scène flamboyant, la vieille faillit avoir une syncope.

Mais le cas était prévu et on la ramena avec un peu d'éther.

Des serviettes et des bandes de toile fine sont apportées, ainsi qu'une cuvette remplie d'eau fraîche et le vieillard allait être introduit.

L'heure décisive venait en effet de sonner, car la Faculté avait dit: Tout est prêt.

IV

Une porte s'ouvrit au fond de l'appartement.

L'aveugle et sa femme descendirent une marche.... et les deux camps se trouvèrent en face.

On se serra la main.

Lé Dr Crève-la-Vue, après quelques paroles fort amicales, écarte les paupières de l'œil droit du nouvel arrivant.

Il constate qu'un collyre au *sulfate neutre d'Atropine*, dont il avait conseillé l'emploi, avait suffisamment agi.

La pupille était complétement dilatée.

Il entre ensuite dans quelques considérations préliminaires, ayant pour but d'affermir le courage du patient, en vue de l'opération.

Précaution inutile, car celui-ci veut qu'elle soit faite séance tenante et sans plus tarder.

Il n'y a plus qu'à agir.

On fait asseoir le père Patouillet dans une petite chaise basse, à côté d'un grand lit, dont le ventre, légèrement renflé, s'élevait à peine à un mètre du sol. Les rideaux, en calicot largement rayé de rouge, en sont rejetés, par moitié, sur chaque extrémité.

La gorge en est blanche et fraîche, et tranche par suite violemment sur le reste de la garniture, d'un vert jaune moussu, encadrée dans des arabesques de fleurs rouges, sur fond blanc.

Cela criait bien un peu, mais enfin, n'était-on pas à la campagne ?

Et dans un tel moment, il s'agissait bien de pareils effets de lumière!

Une idée dominait tout : l'opération.

Le Dr Crève-la-Vue fait un signe.

Le Dr Olphridius emboite la tête du vieillard entre ses jambes.

Il entrouvre soigneusement les paupières de l'œil droit.

Les bras et les jambes du patient sont solidement attachés.

La mère Patouillet se détourne, se met à genoux dans une chaise, et lève ses yeux et ses bras vers le ciel.

L'opération commence :

Le père Patouillet reste ferme ; mais l'opérateur est ému.

Le *Kératotome* bat dans sa main une charge effrénée, pareil au commutateur inquiet d'un appareil électrique, impressionné par un courant formidable.

Il veut saisir sur la cornée son point de repère..... impossible.

Et après plusieurs tentatives vaines:

— Malheur! Damnation! s'écrie-t-il. — Voilà pourtant huit jours que je me traite... *le bromure de potassium nous abandonne....* ma main n'est pas sûre.

A cette révélation inattendue, le Docteur Olphridius lui fait vivement signe de se taire, et il se mord les lèvres pour ne pas rire.

Cependant tout n'était pas perdu, car le vieillard, dont on avait eu soin, par précaution, d'obstruer convenablement les oreilles, avec deux forts tampons d'ouate, n'avait rien entendu.

Et la bonne femme était restée, sans sourciller, plongée dans l'élévation de la prière.

L'opérateur pouvait donc se reprendre.

Il se reprit.

Cette fois, par le plus grand hasard, la pointe aiguë de l'instrument vint se fixer juste au point d'élection demandé, mais, la main tremblant toujours, le patient ressentait comme une trépidation dans l'œil, qui lui fit, plus tard, comparer la sensation reçue à celle que produirait, sur la main d'un pêcheur à la ligne.

le trémolo de l'effarement d'une anguille, prise au fond d'une rivière.

Le *Kératotome* descend maintenant dans l'œil.

·La pointe en est dirigée en bas, et, à grand'peine, ramenée en un autre point de la cornée, symétrique du premier.

La main est plus sûre, par suite d'un point d'appui offert par le rebord inférieur de la plaie qui vient d'être faite.

Il n'y a plus qu'à pousser l'instrument.

Il s'enfonce lentement et mollement, fait saillir en pointe l'autre extrémité du diamètre transversal de la cornée.

Le cru de l'instrument chatoie enfin à la lumière.

Une pression lente et graduée, bien qu'elle soit un peu saccadée, est faite dans le sens vertical, de bas en haut.

Le tranchant glisse et monte comme au travers d'une colle transparente, en laissant voir un reflet jaunâtre. C'est la trace de l'instrument qui passe.

Il n'y a bientôt plus qu'un petit segment à rompre.

Le couteau devient tangent au cercle de la pupille.

Le voilà!

Il est sorti.

Le vieillard, qui a pu se contenir un instant, en serrant fortement les mâchoires, pousse un cri formidable de soulagement, semblable à un hurlement de fauve ou à un rugissement.

La chambre antérieure de l'œil se vide en bavant.

Jusqu'ici tout va bien.

Mais la bonne femme, au cri poussé par son mari, se retourne:

Que voit-elle?

Un œil flasque et déprimé, faisant maintenant le creux, sous une paupière clignotante.

Elle est impressionnée....

Elle se précipite entre le patient et l'opérateur.

Elle veut voir de plus près.

Elle se baisse et écarte elle-même avec ses doigts les paupières de l'opéré.

Mais, sous l'effort qu'elle fait, l'œil se tend et se ride davantage, et la cornée, molle et plissée, laisse échapper, par ses bavures, un liquide visqueux et lent qui s'étale comme une larme sur le repli de la paupière inférieure.

A cette vue, son émotion redouble, et, dans l'exaltation où elle est, elle s'exclame douloureusement en disant:

— L'œil est perdu! l'œil est perdu!

Puis, se retournant du côté du D[r]

Crève-la-vue qu'elle regarde avec des yeux menaçants:

— Je vous défends de continuer!

Nos deux Docteurs, dans la consternation, eurent bien de la peine à faire comprendre à la pauvre femme que ce qui s'était produit n'était que fort naturel et qu'il n'y avait encore que *la moitié* de l'opération de réalisée.

Mais enfin, avec un peu de patience, et, grâce à quelques insinuations bienveillantes, l'opéré s'étant lui-même prononcé, elle fut bientôt circonvenue et convaincue.

Et, comme il était à craindre qu'une scène semblable ne se renouvelât pendant les derniers temps qui allaient suivre, il fut décidé que, par prudence, elle se tiendrait éloignée, pendant que ces messieurs en finiraient avec la situation où se trouvait actuellement le vieillard.

Elle accepta difficilement ce conseil, mais elle l'accepta.

Et elle se retira avec cette lenteur qui caractérise l'indécision, dans la crainte d'un malheur possible, mais comme poussée par le sentiment d'un devoir à accomplir.

Dès lors, le champ de bataille était libre et l'on pouvait manœuvrer à l'aise.

Il ne restait plus qu'un seul témoin.

C'était le perroquet.

Mais *Jacquot* n'était pas gênant.

Du reste, à ce moment, c'était bien l'oiseau le plus tranquille de la création.

Pas un cri, pas un battement d'ailes.

Il était là, perché sur son barreau, appuyé sur le ventre, faisant face au groupe de la chirurgie et comme cherchant à cacher, dans les profondeurs du sommeil, le souvenir déjà confus pour lui de la scène qui venait d'avoir lieu.

Il dodelinait légèrement de la tête et clignotait doucement de l'œil, comme engourdi par une ivresse naissante, ou comme vaincu, brisé, anéanti, mourant par une sorte de langueur de persil.

On eût dit qu'évoquant un rêve, il fuyait déjà dans la nuit.

L'opération est reprise.

Le Dr Crève-la-Vue saisit de la main gauche une pince à *iridectomie* et de la main droite une paire de ciseaux.

Le lambeau cornéen est soulevé, l'iris est finalement tranché, tant bien que mal, car la main de l'opérateur n'est pas moins agitée qu'au premier temps de l'opération.

Il ne reste plus qu'à déchirer la capsule du cristallin, et, avec le *kistitome*, à faire, pour ainsi dire, cracher sa prunelle à l'œil.

Mais ici la difficulté devient plus grande, le lieu de l'exploration étant profond: et, si la main de l'opérateur n'est pas suffisamment sûre, il se peut que l'enveloppe de l'humeur vitrée, la membrane hyaloïde, soit lésée.

La conséquence en serait des plus graves, car l'œil se viderait complétement et serait perdu sans retour.

Cependant la main du Dr Crève-la-Vue n'a jamais été plus tremblante que maintenant, et, au moment où il plonge dans l'œil la pointe tranchante de l'instrument, pour vaincre ce qu'on pourrait appeler une dernière résistance, on dirait, à la voir, la vacillation d'un pont, branlant sous le puissant effort de la débâcle d'un fleuve.

C'est à n'y pas tenir, pour le patient, qui voit autour de lui comme un ciel de feux-follets, par suite des oscillations qui viennent à chaque instant battre sur l'enveloppe de son humeur vitrée.

Enfin tout est fini, s'écrie bientôt l'opérateur, presque joyeux. — Je vais faire la compression du globe de l'œil.

La compression est faite.

Mais tout ce qu'il peut obtenir, c'est l'échappement de *l'humeur vitrée*.

La cataracte ne sort point, et, cette fois, l'œil est crevé.

Malheur! s'exclame alors le Docteur Crève-la-Vue, en se retournant vers Olphridius et en montrant la plus grande stupéfaction.....

L'humeur vitrée!

Et il s'assied sur le rebord du lit, la tête plongée dans ses deux mains, comme pour réfléchir.....

Mais un instant après, n'ayant rien trouvé pour se sortir d'embarras, la tête tombante maintenant, les bras inertes et pendants, *avachi*, et dans le plus profond découragement, on l'entend dire :

O Dieux!..... quelle méprise!

Et enfin, après une légère pause, et plus désespéré que jamais :

Cré-nom-de-Dieu!

Cré-nom-de-Dieu!

Cré-nom-de-Dieu!

V

ÉPILOGUE

LE PERROQUET & LE LIMAÇON

(FABLE).

Depuis huit jours au moins la scène était passée,
Et cependant Jacquot avait dans sa pensée
Tout ce qui s'était fait, pendant que le Docteur
Envoyait l'œil du maître en un monde meilleur ;
Il avait même mis, si l'on en croit l'histoire,
Tout ce qui s'était dit dans sa vaste mémoire ;
Si bien qu'on s'étonnait de l'entendre souvent
Parler à fond *(de l'œil)* ainsi qu'un vrai savant ;
Et, qui l'eût entendu, sans voir le personnage,
L'eût pris pour un Meyer, à son docte langage.

C'était un érudit. — Puis, bien que Perroquet,
Il avait autre chose, au fond, que du caquet,
Et peut-être avait-il autant d'intelligence
Que maître Crève-l'Œil, avecque sa jactance.
C'est ce que l'on va voir :

                        Un jour, un limaçon,
Vis-à-vis de Jacquot, usa de sans façon,
Pendant qu'il sommeillait :

                        L'ayant pris pour de l'herbe,
Parce qu'il était vert et d'un éclat superbe,
L'instinct le conduisit à se hisser dessus,
A s'y vautrer et puis y faire tant et plus ;
Au point que notre oiseau, tout maculé de bave,
Le sentant sur sa tête : Oh ! oh ! dit-il, mon brave,
Que viens-tu faire ici ?

                      Je viens dans ces prés verts,
Pour y brouter de l'herbe.

                      Y vois-tu de travers ?
Lui riposta Jacquot. — Et, secouant la tête,
Dans son auge aussitôt il fait tomber la bête.
Il la prend dans sa griffe, et, lui parlant de près :
Tu te moques de moi, mon cher, et ton procès,

Si tu ne réponds mieux, peut te coûter la vie ;
Veux-tu mourir ?

                    Hélas ! je n'en ai nulle envie,
Reprend le limaçon.

                    Eh bien, réponds, alors.
Pardonnez-moi, Seigneur ! Je me croyais dehors,
Dans la fraîcheur de l'herbe errant à l'aventure,
Où je venais chercher ma maigre nourriture.
Je me trompais.

                    C'est bien.

                    Mais alors, mon ami,
Tu n'y vois pas très clair ?

                    Je n'y vois qu'à demi.
Je vais remédier à cela. — Je prends acte
De ton consentement. — C'est une cataracte,
Qui te pèse sur l'œil et peut, pour ton malheur,
Plus tard comme à présent te mettre dans l'erreur.
Il dit : avec son bec aigu, dans la chair molle
Du limaçon qui bave il mord. — La bête, folle,
Écume de douleur.

                    Jacquot repart : Eh bien !
Y vois-tu, maintenant ?

                    Hélas ! Je n'y vois rien,
Lui dit le limaçon.

                    Et Jacquot de reprendre :
Tu n'y vois pas, dis-tu ? — C'est qu'il nous faut
Un peu plus bas.   [descendre]

                    Et net, il donne un coup de bec,
Qui sort le limaçon et met la coque à sec.
Et.....

     Charmé de ce coup.....

                    Simulant la surprise :
Malheur !.....

          L'humeur vitrée !.....

               O Dieux !.....

                    Quelle méprise !
Puis, faisant une pause, et reprenant son jeu,
Plus fou que Crève-l'Œil, il dit :

                    Cré-nom-de-Dieu !

FIN.